ESSAI

SUR

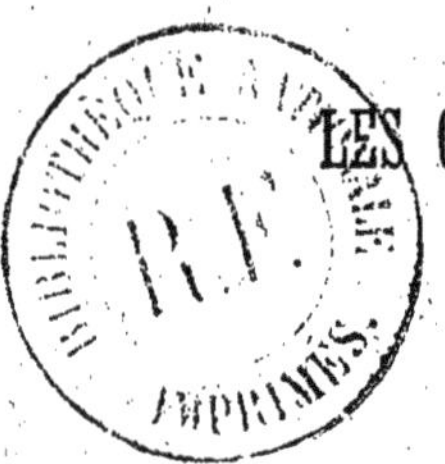

LES CAUSES, LE PRONOSTIC ET LE TRAITEMENT

DU

RACCOURCISSEMENT

DANS LES FRACTURES OBLIQUES DU FÉMUR

PAR

Auguste MARCELIN

ANCIEN INTERNE DES HOPITAUX DE BESANÇON

MÉDECIN-STAGIAIRE AU VAL-DE-GRACE

DOCTEUR EN MÉDECINE DE LA FACULTÉ DE PARIS

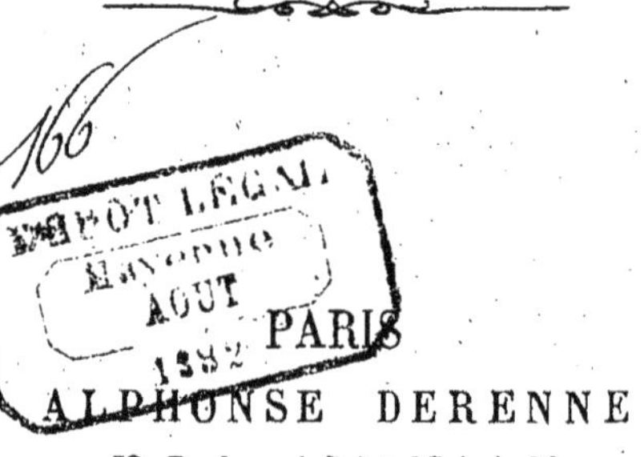

PARIS

ALPHONSE DERENNE

52, Boulevard Saint-Michel, 52

1882

ESSAI

SUR

LES CAUSES, LE PRONOSTIC ET LE TRAITEMENT

DU

RACCOURCISSEMENT

DANS LES FRACTURES OBLIQUES DU FÉMUR

PAR

Auguste MARCELIN

ANCIEN INTERNE DES HOPITAUX DE BESANÇON

MÉDECIN-STAGIAIRE AU VAL-DE-GRACE

DOCTEUR EN MÉDECINE DE LA FACULTÉ DE PARIS

PARIS

ALPHONSE DERENNE

52, Boulevard Saint-Michel, 52

1882

A MON PÈRE

A MA MÈRE

A MES PARENTS

A MES AMIS

A M. LE PROFESSEUR FOURNIER

Professeur à la Faculté de Médecine de Paris

Médecin de l'hôpital Saint-Louis

Membre de l'Académie de médecine

Chevalier de la Légion d'Honneur

INTRODUCTION

Avant d'entrer en matière, je crois devoir émettre le motif qui m'a fait choisir ce sujet.

Pendant mon internat à l'hôpital Saint-Jacques à Besançon, j'ai été frappé des bons résultats que j'ai vu obtenir dans deux cas de fractures obliques de la diaphyse du fémur par le moyen d'un appareil mécanique qu'une sœur du service avait apporté de Lausanne. C'est ce qui m'a décidé à faire ce travail comparatif sur les principaux appareils usités jusqu'à ce jour pour le traitement de ces fractures et à faire connaître cet appareil auquel on peut faire tous les reproches que l'on adresse aux appareils mécaniques, mais qui n'en a pas moins un grand nombre d'avantages dont l'énumération terminera les quelques considérations qui font l'objet de cette étude. Qu'il me soit permis d'adresser ici mes sincères remerciements à M. le docteur Morand, médecin principal de première classe, médecin en chef de l'hôpital militaire de Besançon, pour gracieux concours qu'il m'a prêté.

ESSAI

SUR LES CAUSES, LE PRONOSTIC ET LE TRAITEMENT

DU RACCOURCISSEMENT

DANS LES FRACTURES OBLIQUES DU FÉMUR

Toutes les fractures de la cuisse, quel qu'en soit le siége, sont toujours des accidents très-sérieux et dont la gravité plus ou moins grande dépend d'une foule de circonstances qu'il serait trop long d'étudier ici. Mais parmi ces fractures, on distingue une variété particulière que l'on a appelée du nom de fractures obliques du fémur, lesquelles se distinguent par un accident spécial, contre lequel tous les praticiens de tous les temps ont cherché à lutter par les moyens les plus divers; je veux parler du raccourcissement. Il est vrai, cet accident appartient aussi aux fractures du col du fémur; mais dans ce cas il n'est jamais aussi prononcé et n'est pas aussi grave que dans les fractures obliques. Du reste, l'objet de ces quelques considérations n'est pas d'étudier le raccourcissement dans toutes les fractures du fémur, mais seulement de comparer entre eux les différents modes de traitement employés jusqu'à ce jour pour combattre le raccourcissement produit dans les fractures obliques, et le rendre sinon nul, au moins l'atténuer dans la mesure du possible.

Je n'ai pas la prétention de porter un jugement définitif sur le meilleur appareil ; mais je puis dire (et, en cela, je ne fais que répéter ce que tous les maîtres de l'art ne cessent de répéter) qu'il n'y a pas et qu'il n'y aura peut-être jamais un appareil réalisant tous les désiderata de la question.

Du reste, la multiplicité extrême, et la grande variété des appareils prouvent bien la difficulté d'atteindre le but que l'on se propose.

Avant d'aborder le traitement, il me paraît convenable d'énumérer rapidement les causes du raccourcissement, et les conséquences qui en résultent pour la marche si l'intelligente intervention du chirurgien ne vient pas remettre les choses en ordre.

I

CAUSES DU RACCOURCISSEMENT.

Dans les fractures du corps du fémur, le raccourcissement varie entre 2 et 6 centimètres (Nélaton), et peut être beaucoup plus considérable. Desault parle d'un cas dans lequel il a observé un raccourcissement de 18 centimètres.

M. Hennequin évalue à 10-15 centimètres le degré du raccourcissement dans les fractures au niveau du tiers moyen du fémur.

« Le raccourcissement existe toujours chez l'adulte, et on peut l'expliquer, par l'*obliquité de la fracture*. Il se produit dès que les fragments, quelle que soit la direction du trait primitif, cessent de s'arc-bouter, et il est dû à l'action du triceps, des adducteurs et de tous les autres muscles de la cuisse. Ceux-ci entraînent le fragment inférieur en haut et en dedans, quelquefois même en arrière, en le faisant chevaucher sur le supérieur de 2, 3, 4 centimètres, et en tout cas, d'une étendue qui augmente tous les jours..... »

En même temps le fragment supérieur est tiré en avant et au dehors. Desault (1) était du même avis quand il disait, dans ses œuvres chirurgicales : « Dans les fractures

1. *Œuvres chirurgicales*, publiées par Xav. Bichat, son élève. Tome 1.

obliques, le membre est constamment plus court que celui du côté opposé, phénomène qui indique évidemment un *chevauchement* des fragments. Or il est facile de se convaincre, en examinant l'endroit de la fracture, que c'est au fragment inférieur remonté au-dessus du supérieur, qui lui-même reste immobile, qu'on doit attribuer ce chevauchement. Mais quelle puissance, sinon *les muscles,* peut imprimer au fragment inférieur un mouvement de bas en haut? »

A l'appui de cette assertion, Desault cite un exemple bien frappant. « Un charpentier tombe sur les débris de son échafaudage ; il est relevé à l'instant et transporté chez lui où un chirurgien reconnaît au fémur une fracture oblique, mais *sans déplacement.*

La cuisse, qui *semble même surpasser* un peu le niveau de l'autre, est placée dans un appareil peu serré, insuffisant pour s'opposer à l'action musculaire. Le lendemain, même longueur dans le membre, mais une paralysie complète occupe l'extrémité inférieure : impossibilité absolue de rendre les urines.

« On propose le moxa, le malade est placé dans la position indiquée par Pott pour les fractures du fémur, et le feu est appliqué ; quelques mouvements en sont l'effet. On réitère le sixième jour son application : bientôt les muscles reprennent leur force, et alors le *raccourcissement se manifeste,* revient bientôt après avoir été détruit par les extensions, et on est obligé d'avoir recours à l'appareil à extension permanente. »

Cette observation démontre parfaitement la prédominance de l'action musculaire ; de plus elle démontre que le racourcissement n'a pas toujours lieu immédiatement après l'accident ; bien au contraire, il ne s'accentue d'une manière appréciable que quelque temps après. M. Hennequin (1) explique ce fait en disant qu'après le traumatisme les muscles sont comme *frappés de stupeur* et perdent un certain temps leurs propriétés contractiles : alors le raccourcissement n'a pas lieu, ou est peu étendu. Mais sitôt que les muscles ont repris leurs fonctions, on voit aussitôt le raccourcissement devenir très considérable.

L'influence musculaire est donc de toute évidence. De plus cette action des muscles s'exerce sans cesse, d'où cette tendance continuelle au déplacement surtout dans les fractures obliques, et contre laquelle on essaie de lutter.

M. Hennequin donne encore comme cause de raccourcissement :

L'*action de la cause vulnérante* qui ne s'arrête pas immédiatement après avoir produit la fracture ;

L'*épanchement*, quelquefois considérable, qui s'observe toujours au niveau de la fracture ;

Les *soins primitifs inintelligents* qui sont donnés au blessé par les assistants qui transportent le patient en le saisissant par n'importe quelle partie du corps et peuvent ainsi désengréner les fragments et les faire chevaucher.

Une autre cause de raccourcissement réside dans ce fait que les fesses au bout d'un certain temps s'enfoncent dans le lit et forment une sorte de plan incliné ; le tronc glisse et pousse le fragment supérieur qui chevauche encore davantage.

1. Des fractures du fémur. — M. Hennequin.

De plus, les muscles irrités par les pointes osseuses se contractent très énergiquement.

Malgaigne ajoute (et c'est par là que je termine l'étude des causes du raccourcissement) : « Je pense donc aujourd'hui qu'il faut accuser surtout l'action musculaire ; les puissants muscles de la partie interne de la cuisse représentent la corde d'un arc figuré par le col et le corps du fémur ; quand cet arc est rompu, ces muscles agissent pour en rapprocher les extrémités sans rencontrer aucune résistance ; loin de là, les muscles qui s'insèrent au grand trochanter ne peuvent que favoriser le mouvement d'abduction qui porte le fragment supérieur en dehors. »

Ainsi le chevauchement s'accompagne de la saillie en avant et en dehors du fragment supérieur : nous venons d'en voir la cause. De plus, la partie du membre située au-dessous du trait de la fracture subit un mouvement de rotation en dehors qui fait que le côté externe du genou et du pied se renverse sur le plan qui supporte le blessé.

Je ne veux pas décrire tous les symptômes qui accompagnent ces fractures, cela m'entraînerait trop loin, et je serais hors de mon sujet. Je passe de suite au pronostic ou à l'étude des conséquences de cet accident, étude qui permet de se rendre compte en même temps des *difficultés pratiques* du traitement.

II

PRONOSTIC

Ecoutons ce que dit Boyer (1) à ce sujet : « La fracture du fémur, même lorsqu'elle est simple et transversale, est une maladie fâcheuse : le grand nombre des muscles qui entourent le fémur, les rapports de cet os avec ces muscles, son peu de volume relativement à celui de ces organes, s'opposent à l'effet des moyens ordinaires et rendent extrêmement difficile le maintien des fragments dans leurs rapports naturels ; ils ne peuvent être embrassés que d'une manière très inexacte par un appareil quelconque, et ils sont presque inévitablement déplacés par les mouvements indispensables du tronc. Aussi, les anciens qui n'avaient pas, comme nous, des moyens d'extension continuelle supportable regardaient-ils comme impossible de procurer dans ce cas une guérison exempte de raccourcissement du membre ; et ils étaient tellement fondés à penser ainsi que, même à présent, quand cette même extension n'est pas praticable, on doit s'attendre à une cure traversée par des accidents quelquefois graves, causés par le déplacement habituel des fragments et par l'irritation des parties molles qui en est la conséquence, ou tout au moins à une consolidation accompagnée de difformité.

1. Tome III, page 229, 1845.

Si les difficultés sont si grandes même pour les fractures transversales, on conçoit aisément qu'elles doivent l'être bien davantage pour les *fractures obliques* où les fragments ne se prêtent aucun appui ; mais elles sont presque insurmontables dans le cas où la fracture est située près des trochanters : alors l'appareil n'a presque aucune action sur le fragment supérieur qu'il embrasse à peine, que rien n'empêche de se porter en avant, et que le tronc entraîne dans tous ses mouvements.

Malgaigne et Desault portent aussi un pronostic sérieux pour les *fractures obliques* que Celse regardait comme occasionnant toujours un raccourcissement plus ou moins considérable. La plupart des auteurs qui l'ont suivi n'ont fait que répéter ses paroles. Et même jusqu'à un temps peu éloigné de nous, presque tous les praticiens partageaient cet avis. De nos jours, le pronostic est devenu plus bénin, sans l'être tout à fait, grâce à l'extension continue et aux améliorations considérables que l'on a apportées aux appareils destinés à la pratiquer.

Le pronostic est encore aggravé par une foule de causes tenant soit à l'état général plus ou moins mauvais du malade, soit à la manière dont s'est produite la fracture.

Ainsi, il est certain qu'une fracture du fémur par *cause immédiate* (Boyer) est bien plus fâcheuse que celle qui dépend de l'action d'une force appliquée à ses extrémités ; car elle est toujours accompagnée de contusion, d'attrition des tissus et d'un engorgement plus ou moins considérable que l'on a vu quelquefois se terminer par suppuration.

En résumé, le pronostic doit être très réservé. Il dépendra surtout du degré du raccourcissement.

« Un raccourcissement d'un centimètre et demi n'apporte que peu ou point de trouble dans la marche, tandis que s'il dépasse cette limite, il entraîne fréquemment la claudication, la déviation du bassin, la déformation de la taille et l'abaissement de l'épaule correspondante (Hennequin). »

Étudions maintenant les divers moyens qui ont été mis en œuvre pour épargner aux blessés ou au moins atténuer cet accident. C'est ce qui va faire l'objet de la troisième partie de ces quelques considérations.

III

TRAITEMENT

Il est évident que dans les fractures obliques, les bandages ou appareils simplement contentifs ne peuvent être d'aucune utilité pour lutter contre le chevauchement. Ils sont même nuisibles, car, d'après Nélaton, ils augmentent le déplacement des fragments.

Le *Scultet* lui-même n'est pas épargné. Ce bandage (le Scultet) n'est pas seulement long et ennuyeux à appliquer, il est mauvais, très mauvais, surtout quand il s'agit d'une fracture de cuisse (1).

Le *coussin bivalve* de Laurencet est destiné à rendre de grands services, surtout dans les premiers jours de la fracture.

Il en est de même des *gouttières*.

L'appareil *polidactyle* de Jules Roux (de Toulon) avec plan incliné, est loin de présenter même les avantages de la *grande gouttière* de Bonnet.

J'en dirai autant de l'appareil de *Gaillard* (de Poitiers) qui n'est qu'une *boîte de Baudens*, dont la face qui sert de semelle est remplacée par un piquet où viennent se fixer les lacs extenseurs.

Je ne fais que citer :

1. Dictionnaire de Jaccoud, t. XV, p. 467.

1° Les *Appareils hyponarthéciques* ;

2° Le *bandage amidonné et ouaté* de Burgræve (avec attelles de carton) ;

3° Les appareils *inamovibles* (plâtrés ou silicatés) ;

4° Les appareils *amovo-inamovibles*. Ceux-ci ont l'avantage de mettre le membre à découvert quand le chirurgien le juge convenable.

5° Les *appareils modelés* :

Les *gouttières en carton* de Merchie peuvent être fort utiles dans la chirurgie d'armée ; mais ces appareils peuvent se déformer sous l'influence de l'humidité (1).

Les *appareils modelés en toiles métalliques* (Ch. Sarrazin).

6° Les *appareils en zinc laminé* de M. Raoul Deslongchamps, médecin en chef de l'École polytechnique.

D'après leur inventeur, ils permettent aux blessés de se mouvoir aussitôt après leur application.

Comme conclusion, écoutons ce que dit Boyer (2) qui se servait du Scultet :

« ..... Malgré l'application la plus exacte de l'appareil dont nous venons de parler, et le soin le plus assidu de le tenir constamment serré au même degré, il arrive le plus souvent que les fragments ne sont pas contenus exactement, qu'ils se dérobent à l'action de cet appareil, et que les fractures du fémur, surtout celles qui sont obliques, ne guérissent qu'avec un raccourcissement proportionné au degré du déplacement dans lequel les fragments se sont

1. M. Gaujot. *Arsenal de la chirurgie contemporaine*.
2. Tome III, page 239.

consolidés ; il arrive même quelquefois que le dérangement de l'appareil, dont les lacs n'ont pas été resserrés à mesure qu'ils se sont relâchés, surtout du vingtième au trentième jour, et les mouvements du malade ayant permis aux fragments des déplacements presque continuels, ils ne sont point consolidés, ou qu'ils ne le sont que d'une manière incomplète, au bout du temps ordinaire. Il n'est pas rare que l'on soit obligé de tenir un malade dans le lit pendant quatre, cinq ou six mois et d'employer un appareil contentif pendant tout ce temps, et quelquefois même sans utilité et sans pouvoir obtenir la réunion des fragments de la fracture qui forment alors une espèce d'articulation contre nature..... »

« Tous ces inconvénients qui tiennent aux défectuosités des moyens contentifs encore plus qu'au défaut de soins, ne peuvent être *évités que par l'emploi des appareils à extension permanente*, destinés au traitement de la fracture du col du fémur, et dont on a, avec raison, étendu l'usage au traitement de toutes les fractures de cet os. Heureux si ces moyens étaient eux-mêmes exempts de reproches, et si tous les sujets pouvaient les supporter. »

Après une conclusion si précise, Boyer préconise pour pratiquer l'extension continue, l'appareil de Sauter, qui consiste en un double plan incliné à charnières.

Malgaigne recommande aussi le double plan incliné, mais avec une flexion très légère : car, pour lui, plus on fléchit le genou, plus il est difficile de combattre le déplacement angulaire des fragments. Ce chirurgien employait aussi la position étendue en pratiquant l'extension et la contre-extension par des lacs tirant sur le pied et dans l'aine ; de plus l'indication qu'il regarde comme capitale, c'est d'éviter le renversement du pied en dehors. Du temps de Nélaton, on se servait du Scultet qui, bien que modifié par Dupuytren (attelle immédiate), ne pouvait rendre de grands services. C'est pourquoi ce chirurgien en vient aussi à l'extension permanente, qu'il traite presque avec dédain quand il dit : « Il faudrait cependant se garder de les (appareils à extension continue) proscrire d'une manière trop absolue, car plusieurs d'entre eux peuvent rendre dans la pratique des services réels. Bien qu'ils ne suffisent pas pour prévenir tout raccourcissement, ils ont au moins pour avantage d'en diminuer l'étendue. » Il employait les appareils de Desault et de Boyer.

L'appareil de Desault est trop connu pour que j'en fasse ici la description. Je me contenterai de dire qu'on a reproché à cet appareil d'exercer sur le membre une *traction oblique*; les deux extrémités du lien extenseur venant se réunir à l'extrémité de l'attelle externe. C'est pour cela que Gerdy conseille d'employer une attelle interne dépassant, comme l'externe, la plante du pied, et présentant aussi une fenêtre à son extrémité inférieure. De cette manière chaque extrémité du lien extenseur est alors engagée dans une de ces fenêtres, et ramenée dans l'intervalle des deux attelles où on les noue.

Pour empêcher ces deux attelles de se rapprocher, Dupuytren les réunissait à l'aide d'une petite traverse engagée dans les deux mortaises, sur laquelle il prenait un point d'appui pour pratiquer l'extension.

Tous ceux qui ont eu l'occasion de se servir de cet appareil, en le modifiant même comme Gerdy et Dupuytren savent combien est imparfaite, inefficace et difficile à maintenir l'extension continue. C'est peut-être là la cause du dédain que Nélaton professe pour ces appareils.

Boyer emploie l'attelle externe munie d'un simple crochet à sa partie supérieure, et à sa partie inférieure d'une semelle à laquelle on fixe le pied, et qui peut se mouvoir à l'aide d'une vis.

Nélaton critique très fort le double plan incliné, parce que, dit-il, il déplace les fragments en allongeant les fessiers ; et il laisse au bassin une trop grande mobilité.

Desault (1) qui a employé cet appareil dans deux cas, a eu un raccourcissement considérable, malgré les plus scrupuleuses attentions.

Bichat préconise beaucoup l'appareil de son maître, et il attribue au défaut de soins le peu de succès obtenus de ce bandage par plusieurs chirurgiens. Il ajoute que les résultats fâcheux obtenus loin d'être rejetés sur l'incurie du chirurgien, retombent sur l'appareil que l'on regarde ensuite comme insuffisant. « Que de procédés heureux transmis de bouche en bouche, ou de livre en livre, perdent, en arrivant au dernier, les droits qu'ils ont à notre assentiment. » Ainsi, avant les appareils nouveaux que possède la chirurgie actuelle pour lutter contre le raccourcissement, les chirurgiens pratiquaient l'extension continue par des moyens simples ou mécaniques.

I. — Les moyens simples sont :

1° La méthode arabe, dont se servaient J. L. Petit, Heister, Duverney et qui consiste en l'emploi de simples lacs fixés au lit ;

1. Ouvrage cité plus haut.

2° L'extension pratiquée à l'aide de poids;

3° L'emploi du membre sain comme d'une attelle qui maintient le membre fracturé à son niveau (Bruninghausen);

II. — Les moyens mécaniques sont :

1° Les glossocomes, le lit d'Hippocrate, et autres appareils anciens;

2° Les machines à poids;

3° L'appareil de Desault avec toutes ses modifications.

De nos jours, on a fabriqué une foule d'appareils plus ou moins ingénieux, plus ou moins pratiques, cherchant à réaliser tous les désidérata de la question que M. Hennequin résume ainsi dans son excellent ouvrage :

« Un bon appareil à extension continue doit :

1° Multiplier autant que possible les points d'application de l'extension et de la contre-extension, pour *diminuer la douleur* et soulager alternativement les points mis en réquisition ;

2° Prendre autant que possible des points d'appui sur le squelette ;

3° Laisser au membre sa liberté, et lui permettre presque tous les mouvements : les malades pourront s'asseoir dans leur lit ou dans un fauteuil ;

4° Laisser le membre à découvert, c'est-à-dire ne pas entraver ses fonctions, comme dans les appareils inamovibles. »

Je vais donc chercher quels sont les appareils qui réalisent le mieux toutes ces conditions. Pour cela, je me contenterai de passer en revue l'appareil dit américain, l'appareil de M. Hennequin, et je terminerai en décrivant l'appareil qui m'a amené à développer ces quelques considérations.

L'extension permanente à l'aide d'appareils faciles à improviser, a été l'objet d'études intéressantes dues à Gilbert (de Philadelphie) et Bœckel (de Strasbourg).

« Avec du sparadrap, une poulie, un poids et une ficelle », dit Bœckel, « on peut l'improviser partout et l'adapter à des sujets de toutes les tailles. »

L'appareil américain (1) consiste : « 1° En une longue bandelette de sparadrap de cinq à sept centimètres de large, appliqué sur une des faces du membre, depuis le point malade jusqu'à la malléole. A ce point on recourbe la bandelette en anse et on l'applique sur l'autre côté de la même manière, en remontant jusqu'au siège de la lésion. On fixe cette anse par des circulaires de sparadrap ou par un bandage roulé en ayant soin de replier les extrémités supérieures de l'anse sur les derniers circulaires, pour éviter le glissement.

On place une planchette dans l'anse de sparadrap afin d'éviter la compression des malléoles, et l'enroulement en corde du sparadrap. On visse sur cette planchette un crochet qui servira à fixer la ficelle qui doit supporter les poids extenseurs.

On peut remplacer le diachylon par de la mousseline enduite de collodion réciné ; ou bien on peut encore appliquer l'anse de sparadrap de façon que la couche emplastique soit extérieure. »

1. M. Gosselin. *Cliniques chirurgicales*, Tome I, page 484.

Employé par M. Duplay, cet appareil a donné de bons résultats.

Il réunit la simplicité, la facilité de construction ; il multiplie les points d'appui de l'extension sur tout le segment du membre inférieur à la lésion ; mais on peut cependant lui faire quelques reproches. Ainsi, par exemple, il faut serrer assez fort les bandelettes de sparadrap, ou le bandage roulé ; il s'en suit que l'on peut avoir un œdème du pied très-marqué et surtout très-pénible pour le malade. On n'y remédie qu'imparfaitement en entourant le pied par un étrier compressif.

De plus, le sparadrap irrite trop la peau, il peut perdre de son adhérence en certains points par suite du temps très-long qu'il doit séjourner à son contact ; enfin la peau pourra être plissée et tiraillée d'une manière fort pénible pour le malade.

On peut encore ajouter qu'il n'est pas facile de faire une *application régulière* de bandelettes sur une aussi grande surface et que si les matériaux de l'appareil sont faciles à trouver, il n'en est pas moins vrai que leur mise en œuvre exige beaucoup de temps et d'art, si je puis parler ainsi, au chirurgien. Et encore, pendant les manœuvres qui sont nécessaires, le membre est soumis inévitablement à une foule de petits mouvements qui retentissent tous dans le foyer de la fracture.

En somme, cet appareil est excellent, et la critique ne porte que sur des questions de détails qui n'ont pas une importance capitale, mais qu'on ne doit pas non plus négliger.

Un grand nombre de chirurgiens tirent de cet appareil

un excellent parti en le modifiant, chacun à sa manière. Je l'ai vu employer dernièrement avec succès par M. le professeur Guyon, dans son service à l'Hôpital Necker.

Avant d'en venir à l'appareil de M. Hennequin, je crois devoir signaler un appareil mécanique de Johnson, décrit par le *The Dublin journal of. medical science* (août 1873) sous le titre : *On the treatment of fractures of the femur by a new method and apparatus.*

Cet appareil se compose de deux pièces :

« 1° Une attelle analogue à celle de Desault, s'appliquant sur la face interne du membre, et plus longue que lui. Légèrement concave en haut, où elle s'adapte au périnée, elle est rembourrée à sa partie supérieure où elle repose sur le pubis qui sert de point d'appui. A sa partie inférieure et sur la face qui regarde le membre, elle se prolonge au-delà du pied. De plus, il se trouve vissé une plaque coudée qui donne passage à une forte vis qui supporte la seconde pièce de l'appareil.

« 2° Celle-ci est une forte semelle en cuir disposée de façon que le pied repose sur elle. Le pied et l'attelle attachés forment un tout qui reste ainsi à la disposition de la vis. Le membre peut ainsi subir une extension et une contre-extension aussi énergiques que possible et ne subir aucun dérangement. »

Voici, d'après l'auteur, les avantages de cet appareil :

1° Sa *simplicité* ;

2° L'antagonisme qui existe entre l'extension et la contre-extension a lieu suivant une ligne droite parallèle à l'axe du membre. Le raccourcissement est donc absolument empêché, car les muscles pelvi-trochantériens ne peuvent plus agir. Cette attelle est ainsi bien préférable à celle de Desault, dont l'obliquité lui fait perdre une grande partie de sa force ;

3° Une fois l'extension et la contre-extension établies, ces deux forces agissent constamment. On sait que pour obtenir cette persistance, on s'est servi de poids attachés aux pieds du malade, et tombant hors du lit après avoir occupé la rainure d'une poulie. L'auteur remarque combien ce procédé est intolérable pour le malade. »

Pour toute observation, je me contenterai de dire avec l'auteur de cet article (1), M. Mercana :

« Il est à regretter que pas une seule observation ne vienne confirmer les avantages de ce nouvel appareil, qui n'est peut-être pas aussi original que le croit son auteur. »

APPAREIL DE M. HENNEQUIN

Cet appareil est fort ingénieux et tend à réaliser toutes les conditions théoriques que demande l'extension permanente.

Je n'en donnerai pas la description qui est faite de main de maître dans l'excellent ouvrage de M. Hennequin. L'auteur a cherché à réunir dans un appareil mécanique toutes les données théoriques, puis, dans son appareil modifié, il a cherché à simplifier et à rendre plus pratiques les

(1) *Revue des Sc. de Méd. en France à l'étranger* (Hayem). 2e an., t. III, 1875.

avantages qui pouvaient résulter des dispositions ingénieuses de son premier appareil.

Je ne me permettrai pas de faire la moindre critique de cet appareil qui a, du reste, fait ses preuves ; témoins, les nombreuses et concluantes observations citées dans l'ouvrage de M. Hennequin. Cependant je dois faire remarquer que cet appareil n'est pas applicable dans les premiers jours de la fracture. Je suis, en cela, d'accord avec l'auteur qui donne le conseil de n'en faire usage que dix ou quinze jours après l'accident. En effet, plus tôt les points d'extension se trouvant au-dessus du genou, seraient appliqués sur des parties plus ou moins contuses : ce qui pourrait amener de graves accidents.

Je passe maintenant à l'appareil qui m'a donné l'idée de traiter ce sujet, et je ne puis mieux faire que de laisser en ce moment la parole à M. le docteur Servier, agrégé libre du Val-de-Grâce, alors médecin en chef de l'hôpital militaire de Besançon qui s'en est servi avec succès et en donne une bonne description dans la *Gazette hebdomadaire de médecine et de chirurgie* (1878, n° 15). Il décrit aussi dans le même article un appareil plâtré qu'il a construit sur le même modèle.

« ..... J'étais médecin à l'hôpital de Besançon, dit M. Servier ; un matin, la sœur de mon service revenant de la Suisse, où elle avait passé quelques jours pour sa santé, me présenta avec un air de grand contentement un appareil à fractures de cuisse. Elle le rapportait à nos blessés comme un de ces cadeaux qu'on aime à faire au retour d'un voyage. Chose singulière, cette sœur qui était d'une économie si stricte qu'elle frisait l'avarice quand il s'agissait de l'argent de l'hôpital, de la sainte maison, devenait absolument généreuse quand c'était son propre argent qu'elle dépensait. Elle avait vu cet appareil dans l'étalage d'un fabricant de Lausanne; il lui avait paru avantageux, elle l'avait acheté, et nous l'apportait. »

« Je puis dire *qu'elle avait eu la main heureuse.* »

« En somme, c'était un appareil construit sur le type classique de celui de Desault modifié; mais les attelles, en bois modelé, formant deux portions d'un cylindre coupé dans sa longueur, s'appliquaient assez exactement sur le membre et pouvaient être solidement maintenues; de plus un treuil disposé à leurs extrémités inférieures permettait de faire l'extension continue. J'eus bientôt l'occasion de m'en servir chez un maréchal-des-logis d'artillerie qui s'était cassé la cuisse en tombant de cheval; et vraiment *je pus rendre grâce à l'heureuse inspiration de la sœur hospitalière, car son appareil fonctionna très bien, et la guérison de la fracture fut obtenue dans les meilleures conditions de réussite.* »

« Cependant cet appareil avait plusieurs défauts : d'abord son prix assez élevé, puis la difficulté de sa construction qui réclame des matériaux particuliers, façonnés d'une manière spéciale et la main et l'outillage d'un ouvrier habile. »

« Je cherchai à l'imiter, mais de telle façon que l'imitation eût les qualités thérapeutiques du modèle, sans avoir ses défauts d'exploitation. J'ai employé pour cela une combinaison d'attelles rigides de bois et d'attelles plâtrées. Un mot vous a déjà indiqué la forme générale de l'appareil, c'est l'appareil de Desault modifié. La disposition a été conservée dans l'ensemble, sauf quelques modifications de détail qui ont été apportées à sa construction. Certainement, l'appareil de Desault *modifié est très bon* ; mais ce *qu'il y a en lui de meilleur, c'est son principe* ; en pratique, il est *désespérant,* car ses attelles plates se déplacent et glissent avec une malheureuse facilité qui nuit par trop à sa solidité. »

« On prend donc deux attelles solides, des dimensions suivantes, à peu près, pour un adulte : toutes deux auront six centimères de largeur ; l'une, la grande attelle, aura 1^{m},20 de long, l'autre 0,95. Toutes deux sont faites sur les modèles connus de Desault, la grande sur le modèle de l'attelle de Desault proprement dite, l'autre sur celui de la courte attelle de son appareil modifié. Toutes deux seront percées à leurs extrémités inférieures d'une ouverture ronde de la dimension approchée d'une pièce de 2 francs ; ces ouvertures doivent se correspondre exactement quand l'appareil est en place, car elles sont destinées à recevoir un bâtonnet qui servira à faire l'extension du membre, de la façon qui sera indiquée tout à l'heure. »

« Il s'agit de faire tenir solidement sur ces attelles de bois des attelles plâtrées qui feront corps avec elles. La chose ne présente pas grande difficulté. On fait avec une petite vrille, dans la longueur et suivant la figure médiane de chaque attelle 8 à 10 petits trous assez larges pour laisser passer une forte aiguille. Ce qui reste à faire se comprend aisément et se devine déjà ; on coud, c'est le mot, on coud à chaque attelle la pièce de linge destinée à être plâtrée. On a préparé deux pièces de linge longues et étroites, en tarlatane ou autre étoffe convenable sur la mesure du membre fracturé : l'une allant du pied jusqu'à la racine de la cuisse, la plus longue sera fixée à l'attelle externe, la plus courte à l'attelle interne. La dimension en largeur de chaque attelle sera inférieure de 5 à 6 centimètres à celle de la demi circonférence du membre. Un gros fil mis à double ou une mince ficelle, passant par les trous pratiqués dans le bois, maintient avec une solidité bien suffisante la molle attelle de linge sur l'attelle rigide. »

« Sur les faces opposées des attelles, on établit trois passants à la hauteur des points qui correspondent au bas de la jambe, à la partie inférieure de la cuisse et à son tiers supérieur. On fait aisément ces passants avec un morceau de ruban de fil et deux petits clous à tête plate, clous de tapissier. Quand l'appareil sera en place, des rubans de fil passant le long du membre aux points indiqués, destinés à maintenir la fixité des attelles s'engageront dans les passants ainsi préparés et seront noués sur le bord de l'attelle externe. L'appareil est prêt, il s'agit de procéder à son application. »

« Le membre fracturé, convenablement placé, sera d'abord entouré d'une épaisse couche de ouate. Le moyen qui me paraît le meilleur pour appliquer la ouate est de la disposer en larges et touffues bandelettes, comme on fait pour un bandage de Scultet ; on la glisse sous le membre, et cet appareil ouaté est enroulé exactement comme le seraient les bandelettes d'un Scultet. La chose faite, on imbibe de bouillie de plâtre les pièces de linge attachées aux attelles : ces pièces étant étendues et fixées, on porte sur elles le plâtre avec les mains, car on ne peut pas les tremper dans le plâtre mou ainsi qu'on y trempe, en les froissant et repliant sur elles-mêmes, les attelles ou gouttières plâtrées ordinaires. Cette façon de faire crée, sans doute, une petite complication, mais elle n'offre pas de vraies difficultés et reste à la portée de toutes les adresses. »

« Ces attelles étant donc plâtrées sont appliquées de chaque côté du membre fracturé, et tandis que les aides maintiennent solidement leur partie rigide, l'attelle de bois, le chirurgien étale et modèle sur la hanche, la cuisse et la jambe, leur partie malléable.

« Lorsque le plâtre est devenu solide, les attelles représentent deux gouttières latérales, enveloppant chacune de son côté un peu moins de la demi-circonférence du membre. On les fixe d'abord au moyen de forts rubans de fil engagés dans les passants, comme nous l'avons dit tout à l'heure. De plus l'extrémité supérieure de l'attelle externe est maintenue par une ceinture attachée par son milieu à cette extrémité, et faisant le tour du tronc à la hauteur des crêtes iliaques. Cela constitue un soutien de renfort. »

« L'appareil ainsi placé maintient le membre malade dans une bonne position. Mais cela ne suffit pas ; il s'agit encore de pratiquer l'extension et la contre-extension. Pour la contre extension, les choses seront préparées comme on le fait dans l'application de l'appareil de Desault modifié, suivant le mode que tous les chirurgiens connaissent ; je crois inutile de le décrire. Pour faire l'extension, je conseille d'enfermer d'abord la jambe dans une botte silicatée munie d'un fort étrier construit avec une bande dont les bouts seront emprisonnés dans toute la longueur de la botte, et dont le milieu dépassera de 4, 5 centimètres la plante du pied en y formant une anse. On fait passer dans les ouvertures rondes pratiquées à l'extrémité de chaque attelle un fort bâtonnet rond qui extérieurement les dépasse de trois ou quatre travers de doigt. Ce bâtonnet percé de trois trous, un au milieu, un à chaque bout, va nous servir de treuil. L'extrémité d'une forte ficelle, d'une petite corde, est attachée à l'étrier ; son autre extrémité passe dans le trou du milieu du bâtonnet contre lequel on la retient par un nœud ; alors on fait tourner les bâtonnets et la ficelle s'enroule autour de lui en tirant sur l'étrier. On fait là ce que nous voyons faire tous les jours à l'avant des charrettes dont on maintient le chargement avec une corde fortement tendue. »

« La ressemblance que j'indique ainsi, est complétée par le moyen employé pour faire tourner le bâtonnet, qui consiste à passer une petite cheville de fer, un grand clou, dans les trous pratiqués à ses extrémités, et à s'en servir comme d'un bras de levier, agissant encore à la façon des charretiers faisant tourner le treuil de leurs voitures. Lorsque l'extension est suffisante, on arrête le treuil à l'aide de l'un des petits leviers, dont on laisse une extrémité dans le trou où elle est engagée, et dont l'autre vient appuyer tout simplement ou sur un objet quelconque, une bande roulée qu'on place au-dessous d'elle. Une fois les choses définitivement établies, il convient d'enlever la ouate qui est au-devant du membre, afin de le laisser aussi à découvert que possible, et de pouvoir l'observer facilement, le surveiller. »

« Voilà une bien longue description. Je voudrais qu'elle eût été assez claire pour vous représenter une image un peu précise de cet appareil. Je n'en ai pas une grande expé rience, ne l'ayant employé qu'une fois ; c'était dans un cas de la fracture simple du fémur à sa partie moyenne. *Je dois dire que dans ce cas unique, il a répondu à tout ce qae j'attendais de lui; le blessé et moi lui avons dû un très-heureux et très-complet succès.* »

M. Servier dit que le plus difficile à obtenir dans les fractures de cuisse, c'est la conservation de la longueur normale du membre. On s'oppose au racourcissement par l'extension continue, mais celle-ci bien souvent ne peut pas surmonter la résistance aveugle d'une *contraction musculaire tonique et inconsciente,* et quelquefois ne la surmonte qu'en infligeant au blessé de très vives douleurs. On peut annihiler en grande partie cette contraction par le sulfate d'atropine qui guérit les contractions pathologiques. »

M. le professeur Hergott (de Nancy) (1), montre les avantages et surtout les inconvénients de l'appareil dont s'est servi M. Servier. Pour ce chirurgien, l'extension et la contre-extension sont la source de douleurs que l'on évite difficilement aux points comprimés. Voilà une des causes fréquentes des mauvais résultats, car le malade ne pouvant supporter les tractions, vous prie de le soulager ou bien il se soulage lui-même en desserrant l'appareil. (Mais dans l'appareil de M. Servier, il est absolument impossible au blessé de se desserrer lui-même).

Ensuite le professeur de Nancy parle des anses de

1. *Gazette hebdomadaire de médecine et de chirurgie* 26 avril 1878 n° 17.

sparadrap de Gilbert et dit : « comme moyen d'extension, il (le procédé américain) est donc bien supérieur à tous les autres et doit les remplacer. » (La botte silicatée avec le bourrelet extenseur appliqué sur elle, sont aussi d'excellents moyens ; les blessés les ont du reste parfaitement supportés).

Enfin M. Hergott indique à M. Servier les modifications à apporter à son appareil, ce sont :

1° Pratiquer l'extension par les anses de sparadrap.

2° Appliquer directement les attelles plâtrées sur la peau, ce qui rend le procédé plus facile qu'en les appliquant sur la couche de coton qui entoure le membre.

Après une description aussi complète, il ne me reste plus qu'à citer les deux observations que j'ai prises à l'hôpital de Besançon, dans le service de M. le Dr Morand, médecin principal de première classe, en chef de l'hôpital militaire. Dans ces deux cas, on s'est servi de l'appareil mécanique de M. Servier et que ce chirurgien a modifié.

OBSERVATIONS

Observation I (1)

(personnelle)

M. B..., lieutenant au 4e régiment d'artillerie, dans un Paper-Hunt qui se donna entre les officiers de la garnison de Besançon le 11 avril 1880, eut la cuisse gauche fracturée d'une façon qui mérite d'être remarquée, ne serait-ce qu'à cause de sa rareté.

Je ne veux pas donner une description complète de cet amusement, cependant je suis obligé de donner quelques détails à ce sujet afin de bien faire saisir le mécanisme de la fracture.

Ce jeu comprend deux camps : les *chasseurs* et les *bêtes* : ce sont les termes usités. Il s'agit pour les chasseurs qui veulent jouir des honneurs du triomphe d'enlever un bouquet attaché à l'épaule gauche de chacune des bêtes.

M. B... venait de saisir un de ces bouquets; mais non content de ce succès il voulut avoir les honneurs du triomphe, qui ne sont pas à dédaigner pour un jeune et brillant officier, quand on songe que la galerie est entièrement composée de dames et de demoiselles. Ainsi M. B... fait tourner brusquement son cheval qui se trouve par ce mouvement dans une direction perpendiculaire à la direction générale de la chasse. Un autre chasseur, lancé à toute vitesse, et ne prévoyant pas le mouvement brusque de M. B..., n'a pas le temps de détourner son cheval dont la tête vint frapper brusquement le genou

1. Ces observations ont été recueillies à l'hôpital de Besançon, dans le service de M. le Dr Morand, médecin principal de 1re classe, en chef de l'hôpital.

du vainqueur avec une extrême violence. M. B... désarçonné, roule à terre et ne peut se relever, il a la cuisse gauche fracturée.

Mécanisme. — Le point de la fracture correspond exactement avec le point de la cuisse qui s'appuyait sur un rebord assez saillant de la selle. Le choc ayant porté sur le genou et par conséquent sur la partie inférieure du fémur, tandis que la partie supérieure est fixée à l'os iliaque par l'articulation de la hanche, le membre se brise à la façon d'un bâton que l'on appuie sur le genou en tirant sur les deux extrémités : ici le rebord de la selle a remplacé le genou.

Siège. — La fracture siège un peu au-dessus de l'union du tiers moyen avec le tiers inférieur de l'os.

Traitement. — Le blessé, après avoir reçu les condoléances de ses amis et surtout celles des dames, qui le regardent néanmoins comme un vainqueur est apporté à l'hôpital militaire où, sur le champ, on lui applique un appareil de Scultet, avec l'attelle externe de Desault.

A l'examen du membre, on a constaté le tassement de la cuisse, qui est concave en dedans et très convexe en dehors, où l'on sent la pointe du fragment supérieur faire une saillie très marquée. Il n'y a pas de plaie, ni d'ecchymose ; la douleur est très-vive non-seulement au niveau du point fracturé, mais encore dans toute la partie du membre au-dessous du siège de la fracture et dans l'articulation du genou, car toutes ces parties ont été fortement contusionnées.

Le pied est complètement dévié en dehors et repose sur son bord externe. Le blessé, comme tous les cavaliers, a les muscles de la cuisse très développés, ce qui ne doit pas favoriser le traitement. Les fragments ont chevauché et les adducteurs agissent sur la cuisse comme une corde sur un arc, en exagérant la courbure interne que le fémur présente normalement, surtout maintenant que la résistance de l'os est nulle par suite de la fracture. On constate aussi facilement la crépitation en ramenant la pointe du pied de dehors en dedans.

Inutile de dire que l'impuissance du membre est complète et que l'on remarque de la mobilité anormale au point lésé. En somme, on a tous les signes d'une fracture du fémur non compliquée de plaie, mais dont la réduction est rendue fort difficile par la résistance des énormes masses musculaires du membre malade. En effet, après avoir exercé l'extension et la contre-extension, le membre qui était raccourci de 6 centimètres environ ne l'est plus que 3 et demi à 4. On le place ainsi dans l'appareil.

12 avril. — Le lendemain, à la visite du matin, on trouve le malade fatigué, ayant un peu de fièvre, la cuisse très gonflée, douloureuse surtout au niveau de l'articulation du genou qui est chaude et tuméfiée. Les bandelettes de la cuisse sont dans un désordre complet. On enlève l'appareil et on mesure le membre qui se trouve raccourci de 7 centimètres. Alors on remplace le Scultet par un appareil acheté en Suisse par la sœur du service dans un voyage qu'elle fit à Lausanne.

M. Servier, médecin en chef de l'hôpital militaire de Besançon parle de cet appareil un peu plus haut.

13 avril. — Le blessé se plaint de fortes douleurs au niveau des malléoles, occasionnées par la pression du bourrelet qui prend cette partie du membre comme point d'appui pour pratiquer l'extension. Douleurs vives et lancinantes du genou, avec chaleur et tuméfaction. Il s'est déclaré un commencement d'arthrite car on sent même un peu de fluctuation. On traite énergiquement cette arthrite par les moyens usités.

14 avril. — Le blessé ne peut plus supporter le bourrelet qui le serre aux malléoles. On fait alors fabriquer une bottine bien matelassée qui prend à mi-jambe et embrasse tout le pied. Sur les parties latérales de cette bottine on fixe deux lanières de cuir qui servent à pratiquer l'extension. Par cette modification, on espère éviter les douleurs vives amenées par l'extension, en répartissant la pression sur une plus grande surface.

15 avril. — Le blessé n'a plus souffert ; la bottine produit un excellent effet.

20 avril. — L'arthrite du genou a disparu, il ne reste plus qu'un peu de gonflement à la partie interne du tendon rotulien.

L'état général est satisfaisant.

A la mensuration du membre, on est tout surpris de ne trouver aucun raccourcissement. Chaque jour jusqu'ici, on faisait avancer d'un cran le treuil de l'appareil. Vu le résultat, on cesse cette manœuvre aujourd'hui. Malgré la forte traction que l'on pratique, le blessé ne souffre que du séjour prolongé au lit, ce dont il se plaint amèrement.

On combat la constipation survenue par les purgatifs et les lavements.

1er mai. — Le malade est assis sur son lit sans que l'appareil soit déplacé : on se contente de desserrer la courroie qui sert de bandage de corps. Enfin il n'y a plus rien de particulier à signaler jusqu'au 7 juin, jour de la levée de l'appareil. On sent un cal très volumineux d'autant plus apparent que la cuisse malade est beaucoup plus amaigrie que l'autre. — Raccourcissement 1/2 cent. à 1 centimètre.

7 juin. — M. B... se lève et marche avec deux béquilles pendant vingt jours. — Deux fois par jour massage de la cuisse blessée. Les forces reviennent petit à petit, dans ce membre qui commence aussi à reprendre ce qu'il avait perdu. — On combat par un bas élastique le gonflement œdémateux qui se produit chaque jour, dont la cause est le séjour prolongé dans le décubitus dorsal, pendant lequel les vaisseaux surtout du membre inférieur ont perdu, en partie du moins, leur tonicité normale.

27 juin. — Le blessé abandonne ses béquilles pour prendre deux cannes. Il s'appuie très bien sur son membre fracturé. Le cal est moins volumineux. Le raccourcissement est d'à peine un centimètre.

5 juillet. — M. B... ne se sert plus que d'une seule canne.

Enfin le 25 juillet, départ pour trois mois de convalescence.

Observation II (personnelle)

Claude-Marie Cochet, 21 ans, soldat au 4e d'artillerie.

18 mai 1880. — Ce soldat étant à une manœuvre d'artillerie, appelée manœuvre de batteries attelées, se trouvait assis sur un caisson lorsque, tout à coup, le train postérieur de la voiture se détache en passant une ornière, et fait la culbute avec tous ceux qui se trouvaient

dessus. On accourt aussitôt et on voit le malheureux Cochet qui ne peut se relever et se plaint d'une douleur très vive dans la cuisse droite qu'il a entendue craquer (terme du malade).

Apporté aussitôt à l'hôpital Saint-Jacques (Salle Saint-Charles n 18), M. le médecin en chef constate tous les signes d'une fracture de cuisse à la partie moyenne de la diaphyse de l'os (douleur, gonflement, impuissance du membre, mouvements anormaux ayant pour centre le milieu de la cuisse, déformation du membre qui se trouve ramené sur lui-même et courbé en arc dont la convexité est dirigée en dehors, le pied repose en entier sur son bord externe, et le genou regarde complètement en dehors ; enfin on fait mouvoir la partie inférieure du membre de dehors en dedans avec facilité et on sent une crépitation très manifeste pendant ces mouvements). Pas de doute, on a affaire à une fracture du fémur. A la palpation du point malade, comme il n'y a pas beaucoup de gonflement, il semble que l'os soit épaissi et même on perçoit sur le sommet de l'angle externe formé par la cuisse, la saillie du fragment supérieur qui n'a pas été loin de perforer les téguments.

Immédiatement on applique un appareil de Scultet dans lequel on remplace les attelles ordinaires par l'attelle externe de Desault et l'attelle interne que Gerdy a ajoutée à l'appareil de Desault ; puis on pratique l'extension et la contre-extension.

On calme le malade qui souffre beaucoup en lui administrant une potion de chloral (2 grammes).

19 mai. — Le lendemain à la visite du matin, on défait la partie supérieure de l'appareil qui se trouvait, du reste, dans le plus grand désordre.

Une ecchymose très intense avait envahi toute la partie supérieure de la cuisse, la fesse et même la partie externe du bassin. Le gonflement du membre est considérable. Les douleurs sont moins vives que la veille, mais le malade a une fièvre assez intense.

On répare l'appareil et on continue la potion au chloral.

21 mai. — On rechange l'appareil. Chaque jour, on resserre les lacs deux fois, car ils se relâchent facilement.

Le gonflement et la douleur ont beaucoup diminué. L'ecchymose est moins noire et pâlit un peu sur les bords. La fièvre est nulle. On supprime le chloral.

Huit jours après tout gonflement a disparu; l'ecchymose seule est encore visible.

On mesure le membre qui présente un raccourcissement de 5 à 6 centimètres.

10 juin. — Rien de particulier à signaler jusqu'au dix juin (23e jour de maladie) où l'on enlève l'appareil de Scultet pour le remplacer par l'appareil mécanique dont il est parlé dans l'*obs.* I ; et dont la description est plus haut. On n'avait pu employer cet appareil plus tôt, parce qu'il était occupé par un lieutenant d'artillerie (Obs. I).

La cuisse droite est raccourcie de 4 centimètres 1/2 avant l'application de l'appareil.

On surveille sans aucune difficulté le membre qui se trouve en entier à découvert et on gradue l'extension d'après le raccourcissement que l'on constate à la mensuration.

Le blessé se plaint de douleurs très vives aux malléoles et surtout au niveau de l'insertion du tendon d'Achille. Ces douleurs sont causées par le bourrelet qui enveloppe ces parties et qui sert à pratiquer l'extension. M. le médecin en chef me fait alors fabriquer une épaisse bottine silicatée qui embrasse la jambe et le pied, sauf les orteils, et revêtue à l'intérieur d'une épaisse couche de ouate, surtout au niveau des parties douloureusement comprimées. Puis on remet en place le bourrelet ainsi que le reste de l'appareil. Depuis, le blessé n'a plus souffert, et on a pratiqué hardiment l'extension.

12 juillet. — Rien de particulier à signaler jusqu'au 12 juillet (55e jour) où l'on pratique la levée de l'appareil.

En mesurant exactement le membre, on ne constate qu'un raccourcissement de 1 centimètre 1/2.

Je joins ci-contre un dessin de l'appareil qui a servi dans ces deux cas, afin de bien le faire comprendre dans tous ses détails.

CONCLUSIONS

Il résulte de ces quelques considérations :

1° Que les trois appareils que j'ai décrits en dernier lieu sont actuellement ceux qui donnent les meilleurs résultats.

2° Que l'appareil de M. Servier, en le modifiant soit par les bandelettes de sparadrap de l'appareil américain, soit par une botte silicatée (obs. II) ou par une bottine fourrée (obs. I), ou par tout autre moyen qui fasse supporter l'extension, peut rendre de grands services.

3° Que cet appareil ne demande pas beaucoup d'habileté pour son application, et de plus qu'il permet au malade de s'asseoir sur son lit, ce qui est un avantage immense.

4° Enfin que l'appareil de Desault, même avec la modification de Gerdy, ne peut donner de bons résultats dans les fractures obliques du fémur.

Imp. A. Derenne, Mayenne. — Paris, boulevard Saint-Michel, 52.

Imprimerie A. DERENNE, Mayenne. — Paris, boulevard Saint-Michel, 52.

www.ingramcontent.com/pod-product-compliance
Ingram Content Group UK Ltd.
Pitfield, Milton Keynes, MK11 3LW, UK
UKHW020413220726
13923UKWH00004B/1915